Forget.

EXAMEN

DE LA DOCTRINE

DES CONSTITUTIONS ÉPIDÉMIQUES,

PAR C. FORGET,

professeur à la faculté de médecine de Strasbourg.

(MÉMOIRE LU A LA SOCIÉTÉ DE MÉDECINE DE STRASBOURG.)

« Multa in modo rei, et circumstantiis ejus
« nova sunt, quæ in genere ipso nova non sunt. »
BACON (*De aug. scient.*, lib. 4, cap. 2).

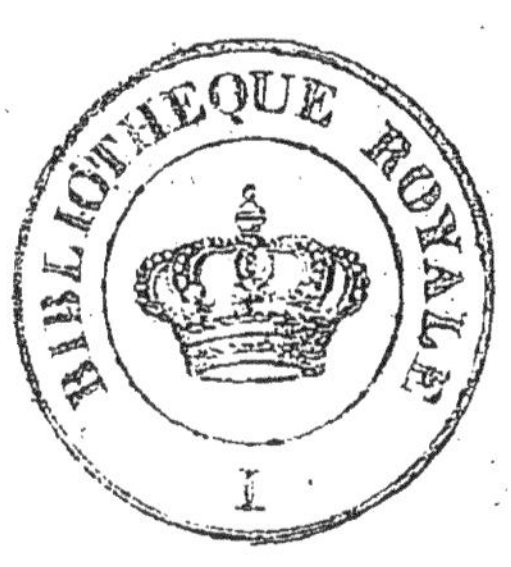

STRASBOURG,

CHEZ DERIVAUX, LIBRAIRE, RUE DES HALLEBARDES, 24.

PARIS,

CHEZ J. B. BAILLIÈRE, RUE DE L'ÉCOLE-DE-MÉDECINE, 17.

1845.

IMPRIMERIE DE G. SILBERMANN, A STRASBOURG.

EXAMEN

DE LA DOCTRINE

DES CONSTITUTIONS ÉPIDÉMIQUES.

Dans la plupart des sciences, comme dans les religions, il existe certains dogmes consacrés par l'assentiment des siècles ; des principes qui, par un rare privilége, ont traversé, sans subir de notables altérations, les époques orageuses de schisme et d'hérésie ; des lois sanctifiées par le respect unanime, et auxquelles il est interdit de porter atteinte, sous peine de soulever toutes les consciences et d'encourir la réprobation universelle. Malheur, en effet, à celui de qui la main profane tenterait de soulever le voile qui couvre ces mythes révérés, d'y porter le flambeau de l'analyse, d'y faire pénétrer les simples lumières de la raison, de venger la nature de l'inculpation d'inconséquence que font peser sur elle d'antiques et superstitieuses croyances ! Celui-là serait un esprit rebelle et endurci, une intelligence obtuse et obscurcie par la matière, un fauteur de paradoxes, un hérésiarque, un athée......

Et pourtant, lorsqu'une grande vérité tend à se faire jour à travers une obscurité profonde et prolongée, il faut bien qu'un homme commence à lui frayer la voie en détachant quelques mailles du réseau qui l'enveloppe. Or celui-là, comme Socrate, comme Galilée, doit infailliblement être victime et succomber sous le sarcasme et le dédain, à défaut des persécutions plus réelles des temps d'ignorance et de barbarie. Mais il sait que les grandes vérités sont nées, pour la plupart, d'un germe isolé, qu'un seul peut avoir raison contre tous, et que les plus imposantes majorités ont commencé par être des minorités impuissantes.

Ces réflexions, qu'on trouvera trop ambitieuses peut-être, quant à l'objet dont il s'agit, nous sont suggérées par le dogme régnant de la *spécificité* des constitutions épidémiques. Lorsqu'une maladie plus ou moins grave et meurtrière vient à sévir sur les masses, une sorte de vertige s'empare des esprits, la terreur, comme toujours, engendre les idées superstitieuses; il semble que les lois immuables de la nature soient momentanément interverties, et le désordre lui-même est érigé en loi. Alors les visions de l'esprit sont produites comme des vérités patentes; la singularité, l'impénétrabilité des phénomènes deviennent des faits d'*observation*, et la crédulité s'endort sur l'oreiller de l'ignorance. De ce qu'un élément du problème reste le plus souvent sans solution, à savoir la cause extérieure et formelle de l'épidémie, il semble qu'il devienne inutile d'analyser le mal lui-même et la fatalité s'étend jusqu'à lui. Car il est impossible, dit-on, que des effets naturels et saisissables surgissent d'une cause anormale, impénétrée.... Ne semble-t-il pas voir un chirurgien se refuser à panser régulièrement une plaie, parce qu'il ignore quel instrument l'a produite? De cette cause ignorée ne peuvent émaner que des effets étranges, sans analogues dans la vie commune. L'inflammation ne peut plus être l'inflammation lorsqu'elle ne résulte pas d'une cause appréciable, les sympathies deviennent des phénomènes essentiels par cela seul que leur génération est moins facile à saisir au milieu de ce désordre apparent ; et chaque élément se trouve changer de nature par cela qu'il se rencontre associé à des éléments insolites. Enfin, à tant d'effets mystérieux ne peuvent être opposés que des remèdes étranges comme la cause qui les produit, remèdes empiriques puisque cette cause est voilée, remèdes dont la révélation ne peut être l'effet que d'un hasard heureux (SYDENHAM)..... Telle est, en peu de mots, la doctrine des épidémies telle qu'elle est envisagée par la plupart des esprits lassés de ce rationalisme importun qu'ont voulu, de temps en temps, introduire dans la science quelques hommes de génie dont la voix est étouffée par les préjugés et dont il est de mode aujourd'hui de conspuer la mémoire.

Or, c'est en face de pareilles doctrines que nous oserons ouvrir une main que nous croyons pleine de vérités, et proclamer ce séditieux paradoxe, à savoir que *presque toutes les maladies épidémiques ne sont, au fond, que les maladies sporadiques, plus la généralité, l'intensité, les complications*, toutes circonstances étrangères à l'essence du mal et qui n'en constituent que des modalités. Ainsi, prenant pour exemples les principales épidémies observées depuis quinze ans, j'oserai dire, par anticipation, que le choléra épidémique n'est que le choléra sporadique dans lequel se rencontrent tous les éléments du premier, sauf l'intensité dans les cas extrêmes; que la grippe n'est qu'une affection catarrhale occupant la généralité de la muqueuse gastro-pulmonaire, avec les sympathies qui doivent résulter de cette extension; que la méningite épidémique, enfin, n'est que la méningite sporadique, plus instantanée, plus intense, plus promptement terminée par exsudation, etc., dans la généralité des cas. Or, comme le dit SAUVAGES : « On a raison d'enseigner dans « les écoles que le plus et le moins ne changent point l'es-« pèce » (*Nosolog. prolégom.*), et il n'est pas un praticien tant soit peu versé dans l'art d'observer qui n'ait rencontré des échantillons isolés de ces maladies hors les temps d'épidémie. C'est qu'il est encore vrai de dire : « *Multa sunt* « *hodiè in nobilissimâ nostra arte medicâ, licet vana,* « *falsa, et præter rationem a doctis pro veris agnita, ac* « *etiam usurpata* » (J. BAUHIN, *Hist. plant.*). Voyons néanmoins ce que dit l'histoire.

Et d'abord, pour le père de la médecine, pour le fondateur de la doctrine des épidémies, pour HIPPOCRATE enfin, le mot épidémie ne comportait pas d'autre idée que celle d'une maladie quelconque *se répandant sur le peuple* (*epi-demos*); pour lui, l'épidémie n'était qu'une maladie généralisée dépendant d'une cause généralisée, ce qui n'implique pas du tout la spécificité de cette cause et encore moins la spécificité de la maladie. Quant au *quid divinum*, au fameux *to Teion*, ce n'était dans son esprit qu'une simple métaphore par laquelle il formulait son ignorance à l'égard des causes de beaucoup de maladies, *épidémiques ou non.*

GALIEN, au rapport de SARCÔNE, ne considérait les fièvres dites pestilentielles, c'est-à-dire épidémiques, que comme un *degré plus élevé* des fièvres graves sporadiques, et nous allons voir cette opinion partagée par une foule d'auteurs du premier ordre.

Celse nous prémunit contre la tendance à faire des maladies particulières de celles qui ne diffèrent que par des circonstances accessoires comme le sont la généralité et l'intensité : «Ceux-là, dit-il, disputent sur les mots et non « sur les choses, qui, lorsque la fièvre se comporte différemment dans une même maladie, prétendent que ce « sont autant de fièvres différentes, au lieu d'y voir de « simples irrégularités, *lesquelles espèces différentes étant « admises, ne toucheraient d'ailleurs en rien à la méthode de traitement* »[1]. C'est que Celse avait bien senti que la forme diffère du fond, et qu'une irrégularité dans les symptômes ne change pas la nature d'une maladie, de même qu'il a fort bien vu que des causes occultes peuvent produire les mêmes effets que les causes patentes : «*Quod « evidentes causæ faciunt, facere etiam abditæ possunt* » (*De re med.*, lib. 5, cap. 2) ; et qu'une maladie n'est pas de nécessité spéciale parce qu'elle est produite par une cause anormale ou inconnue.

Sydenham lui-même, ce grand instaurateur du mysticisme des constitutions épidémiques, semble avoir oublié ses propres doctrines lorsqu'il profère l'axiome suivant : « La fièvre maligne est de la *même espèce* que la peste, et « n'en diffère que parce que son degré de violence est moindre» (*Méd. prat.*, p. 80. Trad. de Jault). Qui croirons-nous, de Sydenham observateur ou de Sydenham théoricien? Du reste, la théorie des constitutions épidémiques de Sydenham a été victorieusement combattue par quantité d'auteurs anciens et modernes, notamment par Freind. Un des

[1] *Neque de re sed de verbo controversiam movent, qui, quùm aliter, aliter que in eodem morbo febres accedant, non easdem inordinatè redire, sed alias alias que subindè oriri dicunt; quod tamen ad curandi rationem nihil pertineret, etiamsi verè diceretur* (Celse, *De re med.*, lib. 3, cap. 2).

traducteurs des *Epidémiques* d'HIPPOCRATE, DESMARS dit à ce sujet : « SYDENHAM prétend que chaque constitution a sa « fièvre particulière, c'est une exagération qui confond les « variétés et les espèces. » On a fait remarquer encore que SYDENHAM est le seul qui ait vu ses prétendues constitutions épidémiques, que personne, même en Angleterre, n'a retrouvées depuis lui.

Parmi les antagonistes de SYDENHAM, nous devons signaler un auteur qu'on n'estime pas à sa valeur, CHIRAC, lequel s'exprime ainsi au sujet des épidémies : « Je fus étonné que « tant d'habiles médecins, tant anciens que modernes, « eussent pris le change en pareille matière ; je fus surpris « qu'ils eussent eu recours à des causes occultes, véni- « meuses, délétères, etc., pour leur imputer tous les fu- « nestes effets de la grande mortalité que causaient les « fièvres malignes....

« Ne serait-il pas possible que la peste naquit spontané- « ment et de causes évidentes ; qu'elle ne fût point une « maladie spécifique ou d'une nature particulière, mais « seulement un *degré supérieur* d'une fièvre très-maligne ? »

« Toutes les indications sur des preuves imaginaires, « dit-il ailleurs, doivent être regardées comme frivoles et « pernicieuses à la santé des malades » (*Fièvr. malig.*).

FREIND, CHEYNE, PRINGLE, SARCÔNE, FRÉD. HOFFMANN, BORSIERI, etc., considèrent aussi les maladies épidémiques ou pestilentielles comme un *degré plus élevé* des fièvres sporadiques ; mais CULLEN est, sans contredit, un de ceux qui ont le mieux fait ressortir cette identité : « Je pense « aussi, dit-il, que l'on ne peut que difficilement assigner « les limites qui distinguent la synoque et le typhus ; je suis « même disposé à croire que la première est produite par les « *mêmes causes* que le dernier, et qu'elle n'en est, en con-

« séquence, qu'une variété » (*Élém. de méd. prat.*, tom. I).

Nous pourrions également invoquer l'autorité de DEHAEN, ce violent et hardi contempteur des idées mystiques de son pays et de son époque, lui qui s'écriait, à l'occasion de l'influence prétendue des climats : « *Sic sensim jugum* « *quod humeris meis publicus imposuerat clamor excu-* « *tere potui, volui, debui.... Audacter vanos clamo-* « *res flocci faciens, concludere debui tam felicem esse* « *horum morborum curam in aere austriaco quàm,* « *suadente Sydenhamo in Britannico, quàm suadente* « *Boerhaavio in Belgico, fuisse constat* » (*Rat. med.*, p. 1).

Mais je m'empresse d'arriver à l'illustre STOLL, dont les idées, naguère négligées, sont si florissantes de nos jours. Eh bien ! STOLL est peut-être de tous les auteurs celui qui s'est le plus explicitement exprimé en faveur des idées que nous exposons : « Je demande aux hommes « éclairés, dit-il, si la fièvre maligne est jamais spécifique et « d'une nature particulière... si la fièvre pestilentielle dif- « fère essentiellement de la fièvre maligne ou si elle n'en « diffère que par le danger ? » (*Méd. prat.*, tom. II, p. 62). « Je crains bien qu'en assignant une cause à la peste, nous « tombions dans ce défaut si commun à l'humanité, savoir « que notre raison, séduite par tout ce qui lui est peu fa- « milier et par le merveilleux, s'envole au delà des objets « qui sont à sa portée et poursuit ceux qui lui échappent » (*ibid.*)... « On s'est donc écrié souvent qu'une cohorte nou- « velle de fièvres s'était répandue sur la terre, lorsque ce « n'était que la même fièvre avec de nouveaux accidents. « Un symptôme léger et accidentel qui frappait les yeux « des gens peu philosophes, leur faisait négliger ce qui « était de l'essence de la maladie, comme Ixion laissa Ju-

« non pour embrasser un fantôme » (tom. II, p. 85). « De « nouvelles fièvres semblent paraître où il n'y a seulement « qu'une forme nouvelle de fièvre connue » (*Aphor.* 852). On le voit, notre hardiesse ne dépasse pas celle de Stoll ; mais ce qu'il y a de plus grave c'est la conclusion pratique tirée de ces prémisses : « Les fièvres populaires, dit-il, tuent « plus souvent à raison de la mauvaise méthode de les trai- « ter, qu'à raison d'un caractère délétère particulier » (*Aphor.* 296).

Terminons cette revue de l'antiquité par une citation de Zimmermann, cet autre réformateur de tous les genres d'écarts de l'esprit médical. « On ferait, dit-il, moins « souvent des histoires différentes des maladies, si l'on « restreignait le nombre des effets à expliquer à ce qu'il y « a de constant, d'essentiel et d'inséparable de la maladie » (*De l'expérience*, tom. II, p. 217). Et quant aux conséquences thérapeutiques de la doctrine des spécificités, il profère cette sentence piquante et célèbre : « Une pleurésie « qu'on serait obligé de traiter avec du vin et de la thé- « riaque, est encore plus rare qu'un enfant à deux têtes » (*Ibid.*, l. 5, p. 193).

On voit donc que les opinions que nous produisons ici, tout étranges qu'elles paraissent au premier coup d'œil, ne sont pas sans racines dans le passé ; c'est que le bon sens et la vérité sont de tous les temps, mais ne se révèlent pas chez tous les hommes.

A l'égard des modernes, la simple définition d'Hippocrate basée sur le nombre des individus affectés, et rien de plus, a été adoptée par beaucoup d'auteurs, tels sont Fodéré (*Leçons sur les épidémies*), Ozanam (*Hist. des épid.*), Andral (*Dict. de méd. et chir. prat.*) et Villermé, cet observateur statisticien dont le nom est synonyme d'exactitude et qui professe positivement que *les épidémies ne sont que des maladies ordinaires devenues plus fréquentes* (*Annales d'hyg. et de méd. lég.*, tome 9). Je n'ai donc pas, à vrai dire, le mérite ou le tort de l'invention, et cela me donne force et courage pour développer mes convictions.

En quoi donc la maladie épidémique, envisagée dans chaque individu, différerait-elle de la maladie sporadique? C'est ce que nous allons examiner en scrutant les quatre éléments essentiels de toute maladie : causes, symptômes, lésions anatomiques, traitement.

1° *Causes des épidémies.*

Les épidémies sont des faits exceptionnels qui font naturellement supposer des causes exceptionnelles. Mais pour être extraordinaires quant à leur extension, ces causes ne sont pas nécessairement anormales quant à leur nature. Avant de les rapporter à des éléments de nouvelle formation, à des agents occultes, il faudrait savoir au juste de combien de manières peuvent se combiner les causes naturelles simples : le chaud, le froid, le sec, l'humide, l'électricité, la lumière, le miasme animal, l'effluve végétal, le régime, les exercices, les passions ; il faudrait savoir ce qui peut résulter de leur succession et des modifications infinies que ces éléments peuvent subir. Ignorons-nous donc combien d'effets peuvent naître d'une même cause apparente, et *vice versa*? Une cause, pour être ignorée, produit-elle donc nécessairement des effets différents de ceux résultant de causes évidentes? Un des axiomes les plus menteurs est celui qui proclame que la spécialité de la cause implique nécessairement la spécialité des effets. Prenez la maladie la plus vulgaire et vous la verrez se produire sous l'influence des causes les plus variées et les plus dissemblables, et, d'autre part, vous verrez une foule de maladies diverses surgir d'une même cause. L'ignorance de la cause est un des principaux motifs des aberrations de l'esprit médical en fait d'épidémies. Cela est si vrai que, dès l'instant où la cause est découverte, notre étonnement, notre effroi, nos illusions cessent en même temps, et l'enchaînement naturel des phénomènes qui se révèle à nos yeux, enlève à la maladie le caractère merveilleux que nous lui prêtions alors que cet élément restait ignoré. Cependant, pour que ces hallucinations se produisent, il faut que la maladie régnante soit insolite ou très-grave, car si c'est une maladie commune, peu dangereuse ou affectant peu d'individus, nous ne nous inquiétons guère de notre ignorance à l'égard des causes et nous conservons notre libre arbitre. « Que, par exemple, une petite épidémie de furoncles, de panaris, d'érysipèles vienne à se manifester, personne ne s'en émeut et l'on traite fort tranquillement la maladie comme furoncle, comme panaris, comme érysipèle, car il s'agit de maladies communes où il n'y a pas péril de la vie. Si pourtant l'épidémie prend une grande extension, quoique peu meurtrière, elle cause de l'étonnement, et dès lors on lui prête des caractères excentriques; telles furent les épidémies de grippe en 1833 et 1837. Qu'une maladie vulgaire, mais grave, comme la pneumonie, le croup, la variole vienne à régner épidémiquement, on ne s'en émeut pas davantage, et l'on traite ces maladies tout comme à l'état sporadique, parce qu'on est habitué à voir ces graves affections régner sous forme épidémique. Mais qu'un fléau terrible, étranger, tel que le choléra, vienne une fois ravager le monde; qu'une maladie mortelle, comme l'est le plus souvent la méningite suppurée, vienne foudroyer inopinément une malheureuse population qui jamais n'avait vu pareille épidémie, alors les esprits se troublent et délirent comme à l'occasion de toute passion violente. La passion, ici, c'est la terreur. L'étonnement, la terreur, voilà donc les grands mobiles de ces divagations scientifiques » (*Relation de l'épidémie de méningite*). Or l'étonnement et la terreur sont, en grande partie, subordonnés à l'ignorance de la cause. Nous avons vu STOLL signaler ces effets de notre inclination vers le merveilleux, et CICÉRON avait déjà dit, en thèse générale : « Voit-on souvent une chose, on ne s'en étonne point, quoiqu'on en ignore la cause; mais si ce qu'on n'avait point encore vu arrive, on le regarde comme un prodige » (*De divinat.*, lib. 2, cap. 22). C'est ce que prouve précisément la pratique journalière. Avez-vous réfléchi, en effet, à la quantité d'affections sporadiques, même les plus ordinaires, dont les causes nous échappent complétement? Qui ne sait, par exemple, que la pneumonie peut frapper un individu dans sa chambre, dans son lit, en l'absence de toute cause appréciable? Et pourtant notre ignorance à cet égard ne nous empêche pas d'y voir une pneumonie en tout semblable à celle qui naîtrait d'une cause patente. Cessons donc aussi de nous émouvoir de notre ignorance au sujet de la cause formelle des épidémies, car il n'y a là rien qui leur soit particulier, rien qui ne s'observe journellement dans l'ordre sporadique lui-même.

Mais cette cause sévit dans une grande étendue! Qu'est-ce que cela prouve, si ce n'est qu'elle est généralisée? Lorsque le scorbut frappe tout l'équipage d'un navire en butte aux causes de cette maladie, celle-ci diffère-t-elle de ce qu'elle est chez un individu isolé qui subit les mêmes causes?

Mais cette cause agit avec une énergie extraordinaire, surtout dans le principe ! Qu'est-ce que cela prouve, si ce n'est qu'elle est énergique ? La pneumonie produite par la congélation diffère-t-elle de celle produite par un verre d'eau fraîche ? N'y a-t-il pas des causes énergiques dans l'ordre sporadique ? Si la cause est plus meurtrière dans le principe qu'à la fin de l'épidémie, c'est qu'au début elle est plus active, plus abondante, qu'elle agit sur des sujets vierges, plus sensibles à son action. Il n'y a dans tout cela que des nuances de quantité ; or, comme l'a dit SAUVAGES : «La différence dans la quantité ne détruit point la ressem-«blance ; la quantité ne change point la classe, l'ordre, le «genre, l'espèce des maladies» (*Nosolog.; prolég.*, p. 51).

Mais la cause épidémique absorbe, en quelque sorte, toutes les maladies intercurrentes ! Qu'est-ce que cela prouve, si ce n'est que, par sa puissance et sa généralisation, elle crée des prédispositions insolites ou met à profit celles qui existent déjà pour les tourner à son avantage ? c'est ainsi que sous l'influence du froid humide, la plupart des dispositions morbides tournent au catarrhe.

Mais il pourrait bien se faire qu'il existât des causes épidémiques spécifiques, comme il existe des maladies sporadiques spécifiques, quelque chose d'analogue au virus vénérien, varioleux, etc. ! Nous ne nions pas ce qui *peut être*, mais nous en demandons la démonstration. Praticien, nous ne voulons pas livrer l'humanité aux chances de l'hypothèse, et nous ne voulons tenir compte que de ce qui *est*. Prouvez vos causes spécifiques et nous les admettrons. En attendant nous ferons observer que les maladies spécifiques ont leurs signes propres, la petite vérole et la syphilis ont des caractères à elles, montrez-nous des épidémies qui aient une physionomie propre aussi bien dessinée, produisez nous surtout le spécifique qui doit les guérir, et nous les agréerons avec reconnaissance. Et comme cela, dans tous les cas, ne pourra constituer que de rares exceptions, nos propositions n'en persisteront pas moins comme principes généraux. En attendant, veuillez vous rappeler que « la source la plus commune des erreurs et des inepties « trop ordinaires dans la médecine est que, négligeant les « phénomènes les plus ordinaires dont il serait aisé de dé- « duire des corollaires utiles dans la pratique, les médecins « ne s'attachent qu'à découvrir des choses cachées et su- « blimes » (SAUVAGES, *loc. cit.*, p. 6).

De quelque côté qu'on envisage l'étiologie des épidémies, on voit donc qu'elle rentre dans les lois les plus simples de la pathologie ordinaire. Dans les épidémies, comme dans l'état sporadique, et plus encore, nous devons faire tous nos efforts pour découvrir les causes, afin de les combattre et de les détruire si la chose est possible. Mais si, après tous nos efforts, les causes et leur mécanisme nous restent cachées où se soustrayent à nos moyens correctifs, résignons-nous à faire comme pour les nombreuses maladies sporadiques dont la cause nous échappe et ne nous préoccupe nullement; rejetons-nous sur l'étude des symptômes, sur l'analyse organique pour nous guider dans le traitement. Le grand épidémiographe, SYDENHAM, n'a-t-il pas dit lui-même : « Ce n'est pas en recherchant les causes des maladies qu'on parvient à les guérir, mais bien en y appliquant des remèdes sanctionnés par l'expérience? » (*Méd. prat.*) Au demeurant, à l'impossible nul n'est tenu.

2° *Symptômes des épidémies.*

La science fourmille de ces sentences, profondes et philosophiques en apparence, superficielles et gratuites en fait, qui n'ont pour résultat que de fourvoyer le crédule praticien et d'éterniser l'obscurité. Ainsi l'on a prétendu que le *génie* épidémique fait surgir des indications spéciales, qui ne se révèlent par aucun caractère organique; sous son influence, des maladies en tout semblables à celles de l'ordre sporadique réclament pourtant des médications toutes particulières : telle est, en substance, la doctrine propagée par SYDENHAM. Eh bien ! j'en demande pardon à SYDENHAM et à ses sectateurs; mais ce sont là de pures spéculations enfantées par la *merveillosité*, comme disent les phrénologues. Ces cas prétendus mystérieux tiennent en partie, je le soupçonne fort, à ce que l'exploration n'est pas toujours appliquée avec rigueur et d'une manière complète. En outre, de ce que les caractères organiques ne se manifestent pas, cela ne veut pas dire qu'ils n'existent pas, car la nature ne fait rien sans motif. Enfin ces anomalies se rencontrent tout aussi bien dans l'ordre sporadique. Trop souvent, en effet, rien n'indique, *à priori*, que telle pneumonie devra céder à l'émétique plutôt qu'aux saignées, que telle fièvre typhoïde réclame les purgatifs plutôt que les antiphlogistiques. Donc il n'y a rien là qui soit spécial aux épidémies. Il est un axiome incontestable en pratique générale : c'est que les remèdes réussissent par fois sans être indiqués, de même qu'ils échouent souvent quoiqu'ils le soient.

En tant que résultant de causes le plus souvent générales, les maladies épidémiques, dit-on, sont des maladies générales. Pourquoi donc, s'il vous plaît? La pneumonie produite par la cause générale froid, en est-elle moins une maladie locale? N'existe-t-il pas, d'ailleurs, dans l'ordre sporadique, des maladies générales, où les systèmes circulatoire et nerveux sont affectés comme dans les épidémies?

Ajoutons que, d'après l'antique observation de Fernel, les altérations des fluides ne constituent guère de maladies que lorsqu'elles affectent le solide vivant [1]. En somme, toutes les causes morbides, épidémiques ou non, n'altèrent les fonctions qu'en altérant les organes ; le diagnostic et l'étiologie sont soumis aux mêmes principes dans l'ordre épidémique et dans l'ordre sporadique.

Il existe, dit-on, dans les épidémies une complication, une intensité, un tumulte de symptômes parmi lesquels il est difficile de se reconnaître ! Mais d'abord ces grands accidents n'ont lieu que dans les maladies épidémiques graves, et se rencontrent aussi dans les maladies sporadiques graves. La difficulté de s'y reconnaître existe dans les unes comme dans les autres. Prétendrait-on que dans l'ordre sporadique le diagnostic soit toujours facile?

Les maladies épidémiques débûtent brusquement et affectent souvent une marche foudroyante! Mais, ainsi que l'a dit Chirac: « Une apoplexie très-forte qui fait périr un homme dans un quart d'heure, la syncope qui tue subitement, ne sont-elles pas des maladies plus dangereuses que la peste? S'est-on jamais imaginé que ces deux espèces de maladies fussent le produit de quelque grande malignité ? » (*Fièv. malig.*, t. II, p. 73.) La gravité est relative au genre, à l'intensité de la maladie, nullement à la cause épidémique ou sporadique : un furoncle épidémique n'est pas plus grave qu'un furoncle sporadique. La méningite sporadique grave est aussi dangereuse que la méningite épidémique. Si vous êtes moins émus des malheurs isolés, c'est que,

[1] *Spirituum et humorum affectus, etiam si contrà naturam sint, morbos non dicimus, quandò quidem in partis substantiâ non inhærescunt. Hi (humores et spiritus) morbi interventu functionibus incommodant* (Fernel, *Patholog.*, lib. 1, cap. 3).

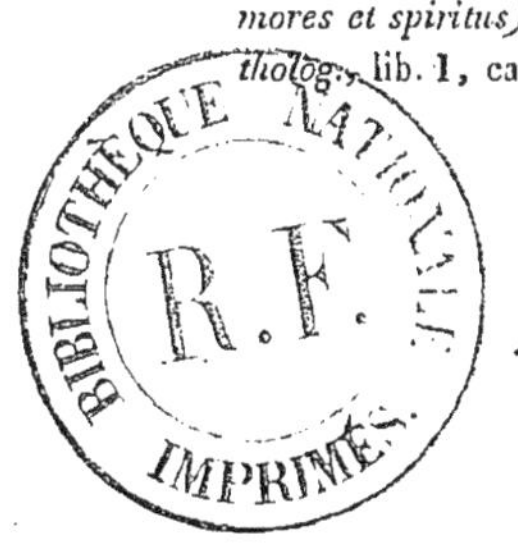

précisément, ils sont isolés, fugitifs, qu'ils passent ignorés du public; tandis que la terreur émanant d'une calamité générale émeut vos âmes, trouble vos esprits et fausse vos jugements.

Il y a presque toujours dans les maladies épidémiques quelques symptômes dont la saillie frappe l'imagination, étonne les observateurs et sert de texte aux systématisations excentriques. Tels sont, dans le choléra la cyanose, dans la grippe l'abattement des forces, dans la méningite la lenteur initiale du pouls. Eh bien ! ces symptômes ou ne sont pas constants ou ne sont que secondaires, et ne sont, presque toujours, que l'exagération de l'état sporadique; tels sont ceux que nous venons de signaler. Mais on veut à toute force du merveilleux et l'on se laisse fasciner par quelques faits plus ou moins frappants qui font oublier les autres et imposent silence à la froide observation.

Pour beaucoup de gens une maladie *nouvelle*, *spécifique*, est constituée par quelques symptômes de plus ou de moins, ou seulement plus ou moins graves, par quelque chose d'inaccoutumé dans la physionomie, dans la marche, dans l'extension du mal, circonstances, nous l'avons déjà dit, qui ne touchent pas plus au fond de la maladie que les variétés de pelage ne changent l'espèce d'un animal. A ce compte, toute maladie épidémique est une maladie nouvelle... Nous avons vu combien d'illustres praticiens ont stygmatisé cette étroitesse de vues. Du reste, nous accorderons cela si l'on veut nous accorder la proposition parallèle, à savoir, que toute maladie sporadique est une maladie nouvelle, car il n'est pas deux affections de même forme, non plus que deux visages qui se ressemblent.

On insiste sur cette particularité que dans l'ordre épidémique les cas graves sont la règle et les cas légers l'exception. Ce serait une affaire de chiffres à régler ; mais, dans tous les cas, nous en reviendrons à l'argument favori de SAUVAGES : « Les degrés sont des quantités des qualités... et les qualités peuvent être de différents degrés, l'identité et la ressemblance subsistant toujours » (*Nosol. prolég.*, p. 51).

Je crois fermement que la cause première de nos erreurs classiques en fait d'épidémies vient de ceci, que les nosographes, lorsqu'ils veulent tracer l'histoire des épidémies en général ou d'une épidémie quelconque en particulier, ont une invincible tendance à prendre pour types les cas extrêmes, fussent-ils l'exception, perdant de vue les cas moyens ou légers qui donneraient une idée plus fidèle, peut-être, de la physionomie, de la nature du mal et de ses affinités avec les cas sporadiques. Voyez, par exemple, ce qu'on a écrit sur le choléra épidémique : ce sont toujours des sujets cyanosés au dernier degré, dépourvus de pouls, aphones, à l'œil flétri, des *cadavres vivants*, comme on l'a dit. On oublie qu'en deçà de ces degrés ultimes et en descendant jusqu'à la simple diarrhée cholérique (cholérine), il est une foule de nuances qui constituent, sans contredit, la majorité des cas observés. On représente cette épidémie comme frappant à l'instar de la foudre, tandis qu'il est bien reconnu aujourd'hui que la période algide était à peu près constamment précédée de cette même cholérine, à laquelle trop souvent le malade ne faisait aucune attention.

Une autre erreur qui découle de la tendance à prendre des types parmi les extrêmes, c'est de croire que, dans les épidémies, les cas isolés se ressemblent entre eux *sicut ovum ovo*, *affectent un air de famille*, *semblent coulés dans le même moule*, etc. Au fait, qu'y aurait-il d'étonnant qu'une même maladie se ressemblât à elle-même? Les maladies sporadiques se ressemblent tout aussi bien par les caractères fondamentaux; mais nous venons de voir qu'au contraire les cas étaient très-variés d'aspect dans le choléra. Nous avons vu aussi qu'il en était de même pour la grippe, qui parfois consistait dans un simple mal de gorge, une simple bronchite, un simple embarras gastrique; pour la méningite, qui parfois se bornait à une simple céphalalgie, etc. Non, non, les cas épidémiques ne se ressemblent pas plus entre eux que les cas sporadiques. Les uns et les autres subissent également l'influence de l'intensité de la cause, de la gravité de la lésion, des particularités individuelles, etc. Aussi se voit-on forcé, depuis FRACASTOR, qui donna l'exemple et le précepte, de reconnaître des *formes* et des *degrés* divers à ces épidémies qu'on dit pourtant si semblables à elles-mêmes.

On a dit que les causes épidémiques pouvaient créer des maladies nouvelles de toutes pièces, lesquelles, ensuite, pouvaient rester, ou non, à l'état sporadique. Cela est vrai, mais cela est rare, très-rare; et c'est cette vérité rare qu'on a eu le tort déplorable d'ériger en vérité générale, universelle. On prétend, par exemple, que certains exanthèmes fébriles, variole, scarlatine, étaient inconnus avant les médecins arabes. Cela est possible, quoiqu'il pût bien se faire aussi qu'il en fût de ces maladies comme de la syphilis dont on conteste l'origine nouvelle. Quoi qu'il en soit, ces tristes nouveautés sont rares, disons-nous, et pour mon compte, depuis tantôt vingt-cinq ans, je n'ai observé dans aucune partie des deux mondes que j'ai eu le privilége de parcourir, je n'ai rencontré, dis-je, que des épidémies reproduisant des maladies sporadiques, depuis la fièvre jaune des Antilles, la dyssenterie du Brésil et le scorbut d'Afrique, jusqu'au choléra, à la grippe, à la méningite observés en France. Je dois pourtant en excepter, et je le déclare solennellement, cette singulière maladie des extrémités qui sévit à Paris en 1829 et qui a reçu le nom d'*acrodynie*, affection bizarre dont le type ne se trouve nulle part et s'est perdu depuis. Mais ces faits exceptionnels eux-mêmes ne sont-ils pas justiciables des principes généraux de la science? Ne devons-nous pas, malgré leur étrangeté, les soumettre aux règles du diagnostic ordinaire, aux indications de la thérapeutique rationnelle? Ne voyons-nous pas aussi, dans l'ordre sporadique, surgir des faits singuliers, échappés au pinceau des nosographes? Il n'est guère de recueils d'observations qui n'en offrent de cette espèce. On y voit des singularités, mais non pas des spécificités, et si leur cause nous échappe, nous les traitons rationnellement sans nous préoccuper du reste.

C'est ainsi qu'en scrutant toutes les particularités des épidémies, on parvient à les dépouiller de cet aspect merveilleux, mystérieux et terrible qui en fait quelque chose d'extra-naturel. C'est à l'observation calme, minutieuse et suivie, c'est à la statistique que l'on devra l'extirpation des préjugés qui règnent encore à cet égard. C'est ainsi qu'on fera justice de ces lieux communs de début instantané, de marche confuse, de terminaison rapidement funeste dont on se plaît à faire de lugubres spécificités, oubliant qu'il y a des épidémies de maladies graves et de maladies bénignes, affectant les viscères principaux ou des organes de peu d'importance; que si l'on consent à rapprocher les maladies légères de leurs analogues à l'état sporadique, il n'y a pas de raison pour refuser le même privilége aux épidémies meurtrières, et pour ne pas tenir compte des cas légers comme des cas graves. Ici, comme toujours, en effet, le diagnostic et le pronostic ne dérivent et ne peuvent dériver que de l'espèce et de l'importance de l'organe ou des organes lésés, ainsi que de la nature et de l'intensité de la lésion.

3º *Lésions anatomiques des épidémies.*

Dans le ferme propos de ne voir que des choses merveilleuses dans l'histoire des épidémies, les auteurs ont beaucoup insisté sur le défaut de rapports entre les symptômes extérieurs et les lésions anatomiques, qui ne sont, en réalité, que des symptômes intérieurs; voulant faire entendre, sans doute, que ces anomalies dépendaient expressément de cette cause prestigieuse, ignorée, dont, à toute force, ils veulent faire un génie mystérieux et malin qui se plaît à pervertir l'ordre de la nature. Et d'abord, ce faisant, ils ont posé en fait ce qui, pour nous, n'est pas même en question; car il n'est que trop avéré que d'énormes désordres anatomiques se rencontrent dans la généralité des épidémies meurtrières. Ne sont-ce donc pas de graves lésions, en effet, que cette solidification du sang dans le choléra, sans parler des lésions intestinales, des complications cérébrales, pulmonaires ou autres qu'on rencontrait à l'autopsie? Comment périssaient les malades atteints de la grippe, si ce n'est par de belles pneumonies, des engorgements bronchiques suffocants ou autres lésions accessoires? Enfin est-il une lésion anatomique mieux conditionnée que cette magnifique méningite suppurée qu'on rencontrait si fidèlement dans l'épidémie que nous avons essuyée en 1841? Ici, comme pour les symptômes, les épidémiographes ont érigé des exceptions en caractères spécifiques et fondamentaux. Après tout, dans les maladies sporadiques elles-mêmes, les symptômes sont-ils donc toujours en rapport avec les lésions anatomiques? Les essentialistes, les opposants à l'organicisme affirment journellement le contraire. Pourquoi donc, dans les épidémies, les susceptibilités individuelles, les idiosyncrasies perdraient-elles leur droit d'empreinte spéciale et non spécifique? Donc, ici, non plus qu'ailleurs, on ne rencontre de caractères spéciaux qui puissent différencier péremptoirement l'ordre épidémique de l'ordre sporadique.

C'est bien à regret que nous consentons à relever certaines opinions déplorables inspirées par la tendance que nous combattons. Par exemple, n'est-il pas au moins singulier qu'on ait prétendu que dans la bronchite épidémique ou la grippe le râle catarrhal manquât souvent, et que l'on ait vu dans ce fait quelque chose de fort extraordinaire, de spécifique, en un mot? Fort singulier, en effet, serait un tel renversement des lois de la physique, si la physique elle-même ne servait à s'en rendre compte. Dans la grippe, comme dans toute bronchite sporadique, le râle a manqué, 1° lorsqu'il y avait absence de liquide dans les tuyaux bronchiques; 2° lorsque l'affection étant bornée à la partie supérieure du tube aérien, à la trachée ou aux premières divisions des bronches, l'oreille ne pouvait percevoir un bruit qui n'existait pas et ne pouvait exister dans les petites bronches. Point de liquide fouetté par l'air, donc point de râles, voilà tout le mystère. N'est-il pas bien pénible d'avoir à descendre à de pareilles réfutations, et de se voir contraint à défendre aujourd'hui cet axiome philosophique de tous les temps et de toutes les écoles : *Physica physicè explicanda?*

4° *Traitement des épidémies.*

Nous arrivons au problème le plus important, à celui

dont la solution est l'objet et le terme de nos débats scientifiques. Or, cette solution découle naturellement des idées plus ou moins véridiques et rationnelles qu'on se sera fait de l'essence de l'épidémie à combattre. Pour les fatalistes de l'école de SYDENHAM, une épidémie échéant, une étude toute nouvelle se présente à faire, que dis-je une étude? De par le maître lui-même il n'y a pas d'étude possible, c'est le hasard pur et simple, le hasard aveugle qui préside à cette triste loterie dont la vie des populations est l'enjeu. Avec de pareilles idées, on conçoit en effet que le début des épidémies doive être semé de mécomptes; car le médecin, dans son délire, frappe indistinctement sur le malade ou la maladie, jusqu'à ce qu'il ait rencontré le biais convenable. Mais, chose remarquable, et qui proclame éloquemment l'excellence de la médecine rationnelle, c'est que presque toujours, après bien des tâtonnements, les praticiens arrivent à se décider pour le traitement qui eût été rationnel *a priori*. Voyez ce qui s'est passé dans les dernières épidémies. Lors de l'invasion du choléra, les médecins, frappés de vertige, recoururent d'abord aux médications les plus bizarres, les plus empiriques et souvent les plus meurtrières; puis, les idées se rectifiant, on en vint unanimement à reconnaître qu'il convenait de combattre la diarrhée du début par les moyens usités contre toutes les diarrhées, ni plus ni moins, à savoir : par les antiphlogistiques d'abord, puis les opiacés, puis les astringents, les révulsifs, etc. ; que l'asphyxie, l'état typhoïde ou d'autres complications survenant, les phénomènes secondaires devaient être combattus par les moyens généralement usités en pareille occurence. Donc, à quoi bon tant de débats? C'était bien la peine de se tant torturer l'esprit pour arriver au point de vue où la simple induction vous eût placé d'emblée! Il en fut de même pour la grippe, et après bien des controverses, on convint à peu près qu'il fallait user des saignées ou des évacuants intestinaux, selon que prédominaient l'élément inflammatoire ou l'élément gastrique. Quant à la méningite, après quelques tâtonnements à l'égard de quelques médications abstruses, on est tombé quasi d'accord pour appliquer, au moins au début, les antiphlogistiques vigoureux. Or, ce n'est pas notre époque seule qui a donné l'exemple de ces tardifs retours au simple bon sens. Le grand Sydenham lui-même ne procédait pas autrement, et il lui arriva de traiter finalement sa prétendue *maladie nouvelle* absolument comme il traitait les autres fièvres graves, à savoir par les saignées et les purgatifs, et souvent avec un appareil antiphlogistique, lequel, par sa vigueur, n'a rien à envier à certaines pratiques modernes.

Nous avons déjà dit que les sectateurs du génie épidémique posent en principe que, par le seul fait de l'épidémie, une maladie de même nom réclame un traitement différent, non-seulement de celui usité dans l'ordre sporadique, mais encore de celui employé dans une autre épidémie. Cette hérésie fatale étant précisément celle que nous voudrions extirper, nous devons la scruter avec attention. Et d'abord les maladies épidémiques légères (érysipèles, panaris, furoncles), et les maladies épidémiques graves mais fréquentes (fièvre typhoïde, variole, scarlatine, pneumonie, croup), si l'on y fait bien attention, sont presque toujours traitées selon les principes généraux de l'art; car, encore une fois, nous sommes aguerris contre elles. Les historiens de ces épidémies débutent bien par de classiques et prétentieuses généralités sur la spécificité, mais en application ils retombent prosaïquement dans la pratique vulgaire; leur instinct donne un démenti à leurs préjugés d'éducation.

Les méthodes excentriques sont réservées pour les épidémies meurtrières et rares tout à la fois. Or, voici comme on procède à leur égard : quelques cas sont traités rationnellement, les malades succombent; on en conclut que le génie épidémique réclame un autre traitement, et l'on se met à tâtonner. Les moyens empiriques ne réussissent pas mieux que les premiers, mais on s'en inquiète peu : il suffit que la méthode rationnelle ait échoué. On ne veut pas voir que la maladie est, par sa nature et son intensité, au-dessus de tout remède; qu'elle est rebelle à l'empirisme comme au rationalisme, et que, cela étant, mieux vaut encore, pour l'acquit de la conscience, rester dans celui-ci. Combien de méningites rebelles aux antiphlogistiques avez-vous guéri par le calomel, le sulfate de quinine, le musc, etc.? Combien de péritonites puerpérales réfractaires aux saignées guérissez-vous par les frictions mercurielles, l'ipéca, les purgatifs? Comparez et comptez.

Il arrive pourtant parfois qu'une épidémie guérit mieux par l'emploi d'un remède peu répandu. On en déduit que ce remède est en rapport avec le génie épidémique, mais on fait des recherches et des expériences comparatives, et il se trouve que ce remède ne réussit pas moins dans les maladies sporadiques. Un praticien prétendait dernièrement avoir trouvé dans l'opium le spécifique d'une épidémie de dyssenterie, comme si l'opium n'était pas un excellent remède dans toute dyssenterie. Ayant guéri quelques méningites par ce même opium, nous aurions pu croire tenir le spécifique de notre épidémie, mais avant d'embrasser cette idée, nous appliquons l'opium à des cas de méningite sporadique, et il se trouve qu'il n'y réussit pas moins bien, et voilà que le génie épidémique demeure confondu.

Après tout, qu'une épidémie guérisse mieux par un remède que par un autre, n'est-ce pas là l'histoire des maladies sporadiques? Ne trouvons-nous pas des pneumonies qui guérissent mieux par le tartre stibié, par le vésicatoire, que par la saignée? Des angines qui résistent aux sangsues et cèdent à l'alun ou au vomitif? Des rhumatismes qui cèdent au nitre plutôt qu'au colchique, etc.? CELSE n'a-t-il pas dit des maladies en général, épidémiques ou sporadiques : « *Qui secundis aliquandò frustrà curatus est, contrariis* « *sæpè restituitur*» *(De re med. Præfat.*, p. 19)? Ne dirait-on pas, à entendre nos gens, que les maladies sporadiques cèdent toujours au rationalisme et que les épidémies n'y cèdent jamais?

Remarquez aussi, je vous prie, que dans le cours des épidémies, tandis que certains praticiens s'obstinent dans leurs idées de spécificité et s'acharnent à employer quelques moyens empiriques, il se trouve ordinairement quelques esprits droits dont la pratique simultanée fait ressortir le vide et la fausseté de ces conceptions mystiques. C'est ainsi que pendant la grippe, si quelques-uns ont prétendu que les pneumonies devaient être généralement traitées par les toniques et le vin de Malaga, la majorité des praticiens sages et expérimentés sentait bien que cette méthode ne pouvait être appliquée qu'à des cas exceptionnels, et il est bien prouvé que sous le règne de cette épidémie les antiphlogistiques n'avaient pas abdiqué leur empire. Les chiffres de M. BOUILLAUD en font foi et les nôtres aussi. Or, telle est l'histoire de la plupart des constitutions dites médicales. Ce sont les hommes plus ou moins haut placés qui, par leur enseignement ou leurs écrits, influencent le *servum pecus*, et lui font adopter les idées qu'ils veulent répandre; mais presque toujours à côté d'eux se trouvent d'autres hommes qui, sur les mêmes points, proclament des doctrines contraires. C'est alors celui qui a le plus de poids ou d'éclat, ou même celui qui parle le dernier, de qui les opinions l'emportent, surtout si ces opinions flattent les préjugés du vulgaire. Tel est le secret des avantages de SYDENHAM sur MORTON, de STOLL sur DEHAEN, de PINEL sur BOSQUILLON, des modernes contre BROUSSAIS, etc. La supériorité d'une médication ne sera prouvée que lorsque la plupart des hommes éclairés et sans passion seront d'accord pour l'appliquer, et c'est justement ce qui a lieu dans la plupart des cas d'épidémie pour les méthodes rationnelles. Or, ainsi que l'a dit BACON : « Ce qu'il y a de plus utile dans « la pratique, est aussi ce qu'il y a de plus vrai dans la « théorie » (*Nov. organ.*, liv. 2, aphor. 4). Ce qui constitue un nouvel argument en faveur de notre thèse.

Ainsi nous ne prétendons pas, remarquez-le bien, que toutes les épidémies doivent être traitées de la même manière, pas plus que nous ne prétendons qu'une maladie sporadique réclame toujours le même traitement. Tout ce que nous voulons, c'est qu'on veuille bien reconnaître que ce n'est pas la circonstance épidémie qui doit faire varier les médications, mais la nature intrinsèque du mal, abstraction faite de sa généralisation. Nous voulons qu'en temps d'épidémie le praticien se place en face de chaque cas isolé, absolument comme dans les cas de maladie sporadique. Ce n'est pas à dire pour cela qu'il faille négliger la cause, qu'il faille renoncer aux essais thérapeutiques en cas d'échec du rationalisme, bien au contraire; mais en cela nous n'agirons pas autrement que dans la pratique journalière, où la cause et le traitement spéciaux nous occupent toujours. Mais trop souvent cette cause nous reste profondément cachée, ou si nous la découvrons, nous sommes dans l'impuissance de la détruire ou même de la combattre. Nous n'avons donc autre chose à faire qu'à nous rabattre sur l'analyse des phénomènes morbides, afin d'y découvrir la spécialité, sinon la spécificité de ce prétendu génie épidémique. Nous environnerons le malade de toutes les précautions de l'hygiène; nous le placerons dans les circonstances les plus favorables à la guérison ; nous le soustrairons à l'action de la cause, connue ou inconnue, au moyen de l'émigration, toujours comme nous le ferions pour une maladie sporadique de cause locale. Heureux lorsqu'en temps d'épidémie une législation prévoyante peut-être, mais certainement inhumaine, ne traque pas les victimes au sein d'un foyer mortel.

On le voit, sous le point de vue du traitement comme sous tous les autres, les maladies épidémiques ne diffèrent pas essentiellement des maladies sporadiques. *Tous les principes applicables aux unes, le sont également aux autres.*

Le préjugé contraire n'a produit que des incertitudes humiliantes pour l'art et fatales à l'humanité! En consacrant le fatalisme, il a paralysé le progrès, immobilisé la science. Donc, puisqu'après tout force nous est d'agir en définitive à l'égard des épidémies comme dans les cas sporadiques, prenons bravement notre parti et débutons par où nous savons qu'il nous faudra finir, par une thérapeutique rationnelle en rapport avec les principes généraux de la science.

Je termine en disant avec STOLL : « Je sais combien on « risque sa réputation en donnant des conseils salutaires, « mais opposés à des préjugés aussi enracinés » *(Méd. prat.*, t. II, p. 75). Ce n'est pas la première fois que je me résigne à courir de pareils hasards. « J'avais observé avant

« de penser ; j'ai pensé avant d'écrire » (SAADI, *Fabl. orient.* [1]).

[1] Ce travail fut inspiré par cette question du programme de la 3e section du Congrès scientifique de Strasbourg : *Établir les caractères de ce qu'on appelle constitution épidémique.*

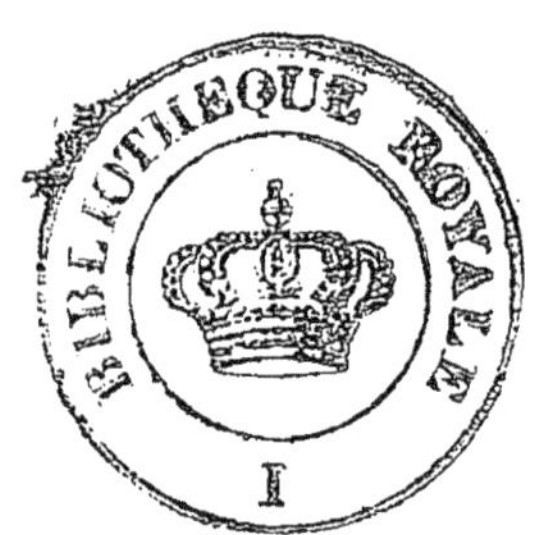

www.ingramcontent.com/pod-product-compliance
Ingram Content Group UK Ltd.
Pitfield, Milton Keynes, MK11 3LW, UK
UKHW012122240726
13965UKWH00005B/1915

9 782013 550444